AF399000

# HCG-Tarmreningen

Så dubblar du din ämnesomsättnings framgångar.

Därför blir din ämnesomsättningen bättre efter en tarmrening.

**Frank Schmidt**

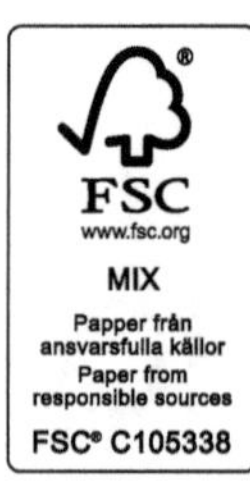





Förlag och tryck: BoD

ISBN: 978-91-7851-892-0

# Innehållsförteckning

## Introduktion

Genom att du använder denna bok så godkänner du och samtycker till denna ansvarsfriskrivningsklausul i sin helhet.

## Ej rådgivning

Denna bok innehåller information och är ej råd och bör ej behandlas eller tolkas som sådant.

Om du tror att du lider medicinskt talat så ska du genast söka upp en riktig läkare. Du skall aldrig dröja på detta, ignorera medicinska råd, eller upphöra användningen av medicinska behandlingar på grund av informationen i denna bok.

## Inga garantier

I den utsträckning som tillåts av gällande lagar och i enlighet med det nedan, så utesluter vi alla garantier och åtaganden i samband med boken och dess innehåll.

Utan att det påverkar det ovanstående, vi utlovar inga garantier oavsett omständigheterna samt följande:

- att informationen i boken är korrekt, sant, fullständigt eller icke-vilseledande;

- att användningen av boken kommer att leda till några särskilda resultat.

## Begränsningar och ansvarsundantag

Begränsningar och undantag beträffande undantag som gäller i denna sektion och i andra sektioner omfattas också av sektion 6 nedanför; och gäller all slags ansvarsfriskrivning genom hela boken, inklusive ansvar som uppstår i form av kontrat, kränkningar (inklusive vårdslöshet) samt brott gentemot lagstadgade skyldigheter.

Vi kommer inte att hållas ansvariga för eventuella förluster för dig som följd av någon eller några händelser bortom vår kontroll.

Vi kommer inte att hållas ansvariga för eventuella affärsförluster, inklusive och utan begränsningar, förluster eller skador på vinster, intäkter, inkomster, användningar, produktioner, förväntande besparingar, affärer, avtal, kommersiella möjligheter och/eller allmän goodwill som inträffar dig.

Vi kommer inte att hållas ansvariga för eventuella förluster eller korruption av några data, databaser eller mjukvaror som inträffar dig.

Vi kommer inte att hållas ansvariga för eventuella speciella, indirekta eller direkta följdskador eller allmänna skador som inträffar dig.

## Undantag

Inget i denna ansvarsfriskrivning skall: begränsa eller ute-
sluta vårt ansvar för dödsfall eller personskador till följd av
vårdslöshet; begränsa eller utesluta vårt ansvar för bedrä-
gerier eller illegalt vilseledande; begränsa något av vårt
ansvar som inte är tillåtet enligt tillämpade lagar och juris-
diktion; eller utesluta något av vårt ansvar som inte kan
uteslutas enligt gällande lagar och jurisdiktion.

## Uppdelning

Om någon del av denna ansvarsfriskrivning bestäms av en
domstal eller annan behörig myndighet att vara olaglig
eller ej verkställbar så kommer övriga delar i denna an-
svarsfriskrivning att fortsätta att gälla.

Om något olagligt eller ej verkställbart kapitel skulle vara
lagligt eller verkställbart om någon del skulle av delen
skulle raderas så kommer resterande delar av denna an-
svarsfriskrivning fortsätta att gälla.

## Lagar och jurisdiktion

Denna ansvarsfriskrivning skall regleras och tolkas i enlig-
het med schweizisk lag, och eventuella tvister som rör
denna ansvarsfriskrivning kommer att omfattas endast av
exklusiva behörigheter inom domstolar i Schweiz.

# Förord

Kära läsare,

Tiotusentals människor har lyckats gått ned i vikt via ämnesomsättningen och nått en lägre så kallad normalvikt[1] tack vare HCG. Detta har lagt grunden för hållbar viktnedgång. Jag själv har tappar över trettio kila det senaste året och samlat på mig flera insikter, varav vitt jag vet, som ingen har skrivit ner eller dokumenterat. De förbättrar dock ämnesomsättningen för att du ska få bättre och hållbarare resultat.

Med hjälp av HCG-tarmrening, vilket är ett tarmreningsprogram som använder sig av HCG, kan du förbättra din viktnedgång genom att förbättra din ämnesomsättning. Dessutom blir

---

[1] Normalvikt är vikten som kroppen uppfattar som "normal". Den strävar alltid efter att nå just den vikten.

din kropp också bättre på att absorbera viktiga näringsämnen.

Syftet med denna lägesrapport är att inspirera andra människor utifrån mina erfarenheter. I denna lilla bok så introducerar jag ett helt nytt sätt att förbättra din ämnesomsättning på som många människor numera är bekanta med.

Lycka till med din viktminskning

Frank Schmidt

# Syftet med tarmhälsan för kropp och själ

Den så kallade tarmhjärnan, som vetenskapligt kallas för "eteriska nervsystemet", går genom hela buken. Med omkring hundra miljoner nervceller, vilket är ungefär fem gånger fler än det finns i ryggraden, så fungerar detta nervsystem av ett tunt lager mellan musklerna i matsmältningssystemet. Tarmhjärnan kontrollerar matsmältningen helt autonomt. Den samverkar dock med hela organismen, dvs., dig. Eller för att uttrycka det med andra ord: det som sker i tarmarna har en större inverkan på hela din kropp och ditt välbefinnande mer än du kanske tror.

Då är det inte förvånande att det finns många som erbjuder olika tarmreningsmetoder och produkter på dagens marknader. Dessa tillverkare förstår den simpla sanningen: en tarm fylld med slagg och förruttnelsebakterier som innehåller avföringsstenar (avföring som lagrats under en lång tid) kan inte fungera bra.

Upptagningen av näringsämnen och livsnödvändiga ämnen fördelas över en längre tid och förr eller senare så kommer din kropp att förgifta sig själv och därmed dig. Detta blir uppenbart genom diverse sjukdomar och andra besvär. Den senaste forskningen har visat att det finns en stark koppling mellan parodontos och tarmhälsa.[2]

Den bästa strategin för en hållbar hälsa är väldigt enkel: så länge du inte måste kämpa mot akuta besvär eller sjukdomar, så kan du gå till grunden med det hela, vilket utan tvekan ligger inuti dina tarmar.

Under min viktnedgång så lade jag märke till att kostprogram inte var det rätta sättet att tappa vikt. Jag tappade vikt men viktnedgången kom också med obehagliga biverkningar som jag inte kunde förstå mig på.

---

[2] Läs: Peter carl Simons: Chlorophyll - Gesundheit ist grün, 2015, BOD.

Vissa dagar när jag tappade vikt så höll jag mig ändå inte till kostplanen och vissa dagar tappade jag ingen vikt fast jag höll mig strikt till kostplanen.

Jag höll dessutom på att bli en "dammsugare" för viktiga ämnen. Jag kände nästan som om mina pengar åkte ner i min mun i form av köpta piller och kapslar. Eftersom jag tappade vikt så tyckte jag att det var värt det. Men när jag däremot hade gått igenom dietens första fas så bestämde jag mig att låta min kropp få vila lite och då samtidigt började jag dyka ner djupare i ämnet. Jag upptäckte att personen som ansvarade för min diet hade inte korrekt, eller inte alls, förklarat för mig de olika hälsoaspekterna av tarmens roll i allt denna viktdrama.

Jag tar substanser tillverkade av företaget Lifeplus, som rekommenderades till mig av en vän som själv hade tappat trettio kilo med det, och i det stora hela så verkar företaget pålitligt enligt mig.

Det var beslutet som jag aldrig ångrade. Jag ångrade dock att min vän som tipsade mig om ämnet inte själv var något vidare påläst – annat än om vilken substans som jag skulle ta.

Det är inte så att jag har något emot varken produkterna, eller företagets sätt att sprida sitt koncept. Däremot tycker jag att det är viktigt att du får råd och rekommendationer om hälsa från personer som faktiskt är pålästa om ämnet själva och inte från folk som bara upprepat från opålitliga källor.

Så efter att jag hade tappat mina första 12 kilon inom loppet av bara 3 veckor så började jag se "viktnedgång" med helt nya ögon. Jag ville veta hur allt detta verkligen funkade. Jag fann en mycket intressant bok skriven av Julia Enders[3]. Där i beskriver hon tarmen som "den okända varelsen" som mullrar runt i magen och som bara – som det verkade – luktade allmänt illa medan den producerade slagg- och avfalls-produkter. Julia Enders öppnade mina ögon med sin bok och jag upptäckte att jag behövde gå till botten med det djävulen själv. Tarmarna

---

[3] Enders, J.: Darm mit Charme, 2014, Ullstein

utsöndrar substanser (även värdefulla livsnödvändiga ämnen som jag åt för att förbättra min ämnesomsättning) och annat.

I denna bok har jag bestämt att beskriva alla produkter, och dess mängder, som jag har konsumerat, samt mina kriterier och erfarenheter. Rapporten bör endast ses som personliga åsikter och inte som åtgärdsrekommendationer. Jag är varken en terapeut eller en dietläkare. Jag skriver denna bok som en amatör med personliga erfarenheter bakom mina påståenden.

Alla kroppar reagerar olika. Så, vad min kropp reagerade bra på kanske inte din kropp reagerar likadant på.

# Att se tarmrening som ett kostprogram

Det första jag kom över om ämnet tarmrening var lätt att förstå. Jag föreställde mig att det skulle vara som att göda min gräsmatta med det bästa gödningsmedlet i världen – men under vintern, när gräset ligger under tjugo centimeter snö, så skulle bara en liten del av gödningsmedlet nå marken och det mesta av det skulle spolas av bort av smältvattnet.

Våra tarmar fungerar på samma sätt när det finns kvar massa slagg, gamla avföringsstenar, förruttnelsebakterier och svampar i tarmkanalerna. Då skulle även de bästa näringsämnena, fyllda med vitaminer och spårämnen, förvandlas till bara lera i denna miljö. Då skulle det alltså snarare skada din kropp än hjälpa den.

Om vi fortsätter med samma metafor, gräsmattan, håll ut, så kan vi tänka smartare: vi blotta gräset eller vänta tills att snön hade smält. Efteråt skulle vi bara behöva en liten del av det annars bästa gödningsmedel och vi skulle ändå få bättre resultat än när det skedde under tjugo centimeter snö.

Detta var min strategi för att förbättra min ämnesomsättning. Jag ville göra min tarm så mottaglig som möjligt. Hur jag gjorde det beskriver jag i texten som följer. Självfallet när vi ändå är inne på tarmrening så är det viktigt att vi också diskuterar andra relaterande ämnen. För det första, så har vi frågan om att bli av med slaggprodukterna och avföringsstenarna. Dessutom ville jag också bli av med parasiterna i mina tarmar, så kallade inälvsparasiter. På engelska Wikipedia kan vi läsa följande om inälvsparasiter:

*Inälvsparasiter innebär att tarmen angrips av parasiter som maskar (masksjukdomar) eller protozoer (vissa flagellater och amöbor). Dessa parasiter når vanligen tarmen via cellprovsinfektioner, om de har lyckats överleva inuti dessa ett bra tag. De kan orsaka icke-specifika besvär såsom svåra diarréer (orsakat av t.ex. entamoeba histolytica).*

Du kanske tror att jag var hjärtlös, men jag ville bli väck dessa små varelser, och det blev jag.

Efteråt försökte jag få ner nivåerna av mina andra giftiga substanser och byggde upp en hälsosam och välbalanserad tarmflora som lät mig tappa fler än bara "några" dussin kilon i samband med min förbättrade ämnesomsättning. Jag brydde mig inte så mycket om mina piller som jag tog utan jag ville fokusera på min diet så att mina tarmar kunde absorbera de viktiga näringsämnen så effektivt som möjligt.

I samband med denna dietförändring, och i mitt fall, en kaloriminskning, så började jag använda HCG igen, med tanke på mina tidigare erfarenheter med HCG för att förbättra ämnesomsättningen. Jag kommer att gå in på detta djupare senare.

# De aktiva använda substanserna

Följande är bara ett sätt att visa vilka substanser som jag använde just för att de fungerade för mig. Samma sak gäller alla andra produkter som jag kommer att nämna igenom hela boken.

## Tarmrening

Syftet med varje tarmrening är den fysiska tarmreningen. Detta har jag delat in i två koncept: jag använde aloe vera som "rengöringsmedel" och en stor mängd fibrer för att smörja in tarmen så att den kunde optimera sig själv med detta.

Aloe vera är en vacker växt och dess medicinska förmågor har använts i över 6000 år. Till och med i medicinska skrifter från gamla Egypten, *Papyur Ebers*, så framgick det att aloe vera var "odödlighetens växt" och även ett läkemedel mot problem med urinblåsan och tarmarna.

Det finns cirka 160 aktiva substanser i växten varav fler blir upptäckta sakta av forskare. Vad som fick mig att ta växten var främst dess aktiva substans acemannan. Denna substans forskas det också mycket om just nu och börjar få stöd om att hjälpa till vid olika cancerterapier. På tal om ämnet tarmrening, så kan vi läsa i Peter Carl Simons[4] bok där han hävdar:

*Tarmreningars effekter är väldokumenterade, såväl som uppbyggnaden av en hälsosam tarmflora. Detta låter näringsämnen att brytas ned och absorberas effektivare genom tarmarnas väggar.*

*Substansen acemannan förstärker immunförsvaret genom aktivare celler vilket gör att kroppen bättre kan skydda sig mot parasiter, virus, bakterier och svampar. Det är därför aloe alltid*

---

[4] Peter Carl Simons: Aloe Vera – 6'000 Jahre Medizingeschichte können sich nicht irren, 2015, BOD

*kommer att vara en viktig del i olika tarm-reningsmetoder.*

Vid min tarmrening så tog jag två aloe vera kapslar från Lifeplus vid två tillfällen, en gång på morgonen och en gång på kvällen. Det är lite mer än den dagliga rekommenderade dosen men det funkade för mig. Aloe vera-koncentrationen i kapsalarna är gjorda från hela aloe vera-blad genom en patenterad metod. Jag anser att det är väldigt viktigt att de viktigaste ingredienserna i aloe vera finns "precis under huden". När aloe vera framställs i form av gelé så utlämnas oftast dessa slags ingredienser.

Tillsammans med acemannan, vilket vi människor producerar på egen hand tills vi hamnar i puberteten, så innehåller växten också många viktiga vitaminer, enzymer, aminosyrer och mineraler som också hjälper till vid tarmrening.

Den andra delen i min tarmreningsstrategi bestod av att konsumera fibrer. Deras nyttiga kännedom för god tarmhälsa har varit känd länge. Detta kan vi läsa om fibrer på Wikipedia:

Kostfibrer, numera benämnt fibrer, är kolhydrater (med undantag för lignin som är kostfiber men ej kolhydrat) som inte kan brytas ned av tarmens enzymer (det vill säga spjälkas). Det kan inte heller tas upp av tunntarmen, och därför når det tjocktarmen utan att avge någon energi. I näringsdeklarationer på livsmedel räknas inte fibrer som kolhydrater utan anges separat.

Fibrer ger mättnadskänsla och underlättar tarmverksamheten genom att binda vätska vilket minskar risken för förstoppning och divertiklar (utbuktningar i tarmväggen). Kostfibrer är bra för peristaltiken. Kostfiber finns bland annat i vetekli, vetegroddar, linfrö, psylliumfrö, ärtväxter, korn, frukt och havre.

(...)

Gelbildande fibrer påverkar blodsockerhalten och därmed insulinnivåerna på ett positivt sätt och kan troligen minska risken för tjocktarmscancer. Gelbildande fibrer finns i frukt, bär, grönsaker, havre, råg, linser, bönor och ärtor.

Min plan var att hjälpa min tarm med hjälp av tarmrening (och en slags renovering) så att den kunde hitta tillbaka till sitt optimala jag igen. Jag är helt övertygad om att vara kroppar är gjorda för att kunna reglera sig helt själva och göra allt som krävs för detta. Men på grund av dålig kost, negativa påverkningar, och ökningen av onaturliga ämnen i fler av våra livsmedel, så behöver våra tarmar lite extrahjälp för att komma igång igen.

För att ge min tarm denna skjuts så lyssnade jag inte på rekommendationerna från min vän att använda produkten Daily Plus från Lifeplus, utan jag använde deras Colon Formula istället. Det var samma produkt förutom med en väsentlig skillnad – Daily Plus innehöll några ytterligare viktiga ämnen.

Viktiga ämnen är såklart bra att ha men vad jag läst i flera artiklar är att min kropp bara hade utsöndrat många av dessa ämnen eftersom den inte hade kunnat absorberat det i tid. Därför började jag konsumera fibrer först – en gång per dag – och viktiga ämnen vid sidan om, vilket jag gjorde under hela dagen.

Varje frukost bestod av en shake med två kop-
par Colon Formula från Lifeplus. Jag blandade
ut det med lite fruktjuice i vattnet för att få lite
smak (100% naturligt).

**Sammanfattning:**

2 x 2 kapslar Lifeplus Aloe-Vera-Caps (en gång
på morgonen och en gång på kvällen)

1 x 2 koppar Lifeplus Colon Formula vid frukost

# Så blir du väck parasiter och gif-ter

Idag är det väl känt att våra tarmar, på grund av överkonsumtion av bröd och liknande livsmedel, tenderar att locka till sig svampar. Människor som äter mycket kött tenderar att locka till sig förruttnelsebakterier i sina tarmar. Detta är bara två exempel på vad en obalanserad diet kan göra mot våra magtarmkanaler. Dessutom finns det en hög risk att locka till sig inälvsparasiter om du inte är noga att skölja dina frukt och grönsaker innan du äter dem.

När tarmen är ur plants, kan unken, delvis inflammerat, och parasitlastade tarmfloran producera gifter som sprids genom hela kroppen vilket ger upphov till flera olika slags sjukdomar.

Det blev därmed alltmer viktigare för mig, att inte bara rena mina tarmar, utan också se till att parasiterna och gifterna blev utsöndrade. På Lifeplus hemsida fann jag en produkt som hette Lifeplus Paracleanse som beskrev ämnet så här:

*Paracleanse-produkten är en synergistisk kombination av örter och växtbaserade essenser, svavelbaserade aminosyror, och MSM, som sorgfullt har harmoniserats för att stödja kroppens inre tarmrening[5].*

Det var särskilt intressant att produkten innehöll MSM, en viktig svavelsyreförening som utsöndrar gifter. Utöver doseringen av MSM innehållandes i Paracleanse, så konsumerade jag också Lifeplus-MSM.

Tanken bakom idén var att eftersom jag redan hade minskat mitt kaloriintag under min tarmreningsfas så skulle denna extra MSM-dos hjälpa till att utsöndra ytterligare slaggprodukter under viktnedgången. Du hittar mer information om MSM i min bok om ämnet HCG för bättre ämnesomsättning, eftersom MSM är ett viktigt ämne för att förbättra din ämnesomsättning.

---

[5] http://lifeplus.com/us-de/product-details/6117

**Sammanfattning:**

3 x 1-4 pellets Lifeplus Paracleanse varje dag

3 x 1-5 pellets Lifeplus MSM varje dag

(Se kapitlet om "Så går processen till" för mer ingående beskrivning.)

## Bra grundläggande tillförsel – början på allt

Vid det här laget är det i stort sett känt att en korrekt tillförsel av viktiga ämnen[6] är oerhört viktigt för din allmänna hälsa. Många frukt och grönsaker som vi konsumerar idag, dock, innehåller tyvärr för lite vitaminer, spårämnen, osv., än vad de gjorde för tjugo år sedan. Det betyder att vi vanliga konsumenter knappt kan komma i fatt näringsintaget som vi behöver

---

[6] Från wikipedia: "Viktiga ämnen är ingredienser som verkar som biokatalysatorer i celler och vävnader med vatten, syre och koldioxid (i växter). De omfattar: enzymer, co-enzymer, hormoner, exogent essentiella fettsyror, huvud- och spårämnen, doft och smakämnen."

som vi en gång i tiden kunde med hjälp av dessa vanliga livsmedel.

För att din kropp ska kunna absorbera de viktiga ämnena under dagen så konsumerade jag själv TVM-Plus – två piller varje gång, tre gånger dagligen. Idag är de min grundläggande tillförsel såväl som Lifeplus Proanthenols 100. Efter du har använt dessa två underbara produkter och upptäckt deras positiva inverkningar på ditt välbefinnande så kommer du aldrig vilja skilja dig från dem. Det är jag övertygad om.

**Sammanfattning:**

3 x 2 pellets Lifeplus TVM Plus varjedag

3 x 1 pellets Lifeplus Proanthenols 100

# Syra/basbalansen

I hennes bok, "Der Basen-Doktor"[7], hävdar Maria Lohmann:

*När vi konsumerar för många syrebaserade livsmedel och kolhydrater så aktiveras jäsningsprocesser i tarmen, såväl som surgärning och gasöverskott. En grundläggande kost kommer att hjälpa tarmen och slemskitets regenerering. Luktande avfall och gaser som ej går att hindra innebär oftast proteinförfall, medan jäsningsprocesserna tenderar att lukta sura.*

Mitt mål var såklart att under tarmreningen så ville jag regenerera mina tarmslemskikt. Jag bestämde då att arbeta på min syra/basbalans. Ett test från Lifeplus visade hur mina värden hade utvecklats[8]. Jag behövde använda Lifeplus PH Plus för att förbättra dessa värden.

---

[7] Lohmann, M.: Der Basen-Doktor, 2013, 2$^{nd}$ issue, Trias

[8] Om testet visar ett syrevärde innebär det att kroppen utsöndrar överskottssyra, vilket är bra. Om vi sänker vår syrebalans dock så måste kroppen utsöndra ännu mindre syra, vilket är ännu bättre.

Det viktigaste i dess recept var magnesium vilket jag hade kämpat mycket med då jag hade haft låga magnesiumvärden länge. Det yttrade sig i form av kramper i mina ben, samt problem att somna. Produkten, som tur var, slog två flugor i en smäll.

**Sammanfattning:**

2 x 3 pellets Lifeplus PH Plus varje dag

Jag började med 2 x3 och ökade sedan doseringen till 3 x3 men gick senare tillbaka till 2 x 3 pellets efter ha fått bättre testvärden. Som sagt var redan, alla kroppar kan reagera olika på samma behandling.

# HCG – Så tappar du vikt och behåller din nya vikt

Användning av HCG för att justera sin kroppsvikt kommer ursprungligen från brittiska läkaren Dr. Simeons i mitten av 1900-talet. Han observerade i Indien hur gravida kvinnor arbetade ute på fälten och hur de konsumerade få näringsämnen. Trots bristen på vitaminer och det hårda fältarbetet så lyckades de ändå föda friska och välutvecklade barn.

Detta var ett otroligt faktum som Dr. Simeons forskade om åren därefter innan han upptäckte den endogena signalsubstansen HCG såväl som dess effekter inuti människokroppen. HCG påverkar hypotalamus på ett positivt sätt vilket är en del av mellanhjärnan. Hypotalamus kontrollerar hungern och mättnadskänslan.

Detta kontrollcentrum samarbetade med vår egen normalvikt. Normalviktsteorin påstår att varje människa har sitt eget "normalvärde" för sin vikt som kroppen alltid försöker att hålla sig till. Detta förklarar varför vissa kan hålla sin vikt oavsett omständigheterna medan varför andra hela tiden går och upp ner med sina vikter (den så kallade jojo-effekten).

Hypotalamus kan jämföras med en termostat. Den kollar hela tiden vad den nuvarande vikten är och om den är samma som den bestämda normalvikten. Om den inte är det så kommer kroppen göra det som krävs för att justera vikten. När du konsumerar HCG så förändrar du vad som anses vara normalvikten för dig, så länge du följer behandlingen i minst 21 dagar.

Eftersom min tarmrenovering ändå krävde en justerad diet i form av färre kalorier så bestämde jag mig för att använda homeopatiska HCG-droppar. Aktiveringen av min ämnesomsättning var en ytterligare positiv bieffekt från HCG. Min kropp förbrände nu fler kalorier samt upplösta fettdepåer "på de rätta kroppsdelarna". Dessutom minskade ämnet min hungerkänsla.

**Sammanfattning:**

3 gånger per dag, en enhet av HCG

Olika tillverkare erbjuder dessa som droppar, kulor eller som salt – de rekommenderade doseringarna brukar fungera rätt bra.

# Dietjusteringar

Förutom HCG som förbättrar ämnesomsättningen och minskar ens vikt, så använde jag också HCG för tarmrening och det var det bästa jag någonsin gjorde. Jag gjorde det med två simpla metoder:

## Kolhydratminskning

Kolhydrater, bröd och liknande produkter, leder till ökad svampväxt i tarmarna. Det är förestålligt eftersom bröd är en rätt ny uppfinning i människans historia. Ungefär tiotusen år gamla människan har bakat bröd och våra kroppar har inte hunnit anpassa sig för att hantera dessa relativt okända ämnen på ett tillräckligt bra sätt. På grund av detta så skippar jag allt bakat i min diet under hela tarmreningsprocessen (idag försöker jag också äta så lite som möjligt av det som jag). Dessutom försökte jag också minimera kolhydrater för att tappa mer vikt. Ansedda dietläkare är ense idag om att kroppen inte bryter ned fett lika länge som den förbränner kolhydrater. Detta betyder att mer fett lagras. Och det är precis vad jag ville undvika.

# Fettreduktion

Fetter ökar förruttnelsebakterierna i tarmarna och dem ville jag bli väck. Här följer ett översatt citat från Peter Carl Simons som visade vikten av att optimera detta för hela kroppen:

*Dagens forskning visar att tandköttsfickorna utsöndrar en avfallsvätska som härstammar från tarmarna genom blodet. Ansedda forskare antar en korrelation mellan förruttnelseprocesser i tarmarna och har upptäckt att inflammationer – särskilt i samband med klorofyll – minskas i många fall med tarmrenovationer.*[9]

Sunt förnuft säger oss att det inte är smart att försöka bekämpa dålig kost med samma sak som gör att vi "matar" samma gärningsman. Det är därför jag medvetet äter mindre fettrika livsmedel under min tarmreningsfas. Fetter i livsmedlen du äter bör vara mycket lågprocentig. En "god köttbit" tappar mycket fett när den tillagas på en grill istället för i stekpannan.

---

[9] Peter Carl Simons: Chlorophyll – Gesundheit ist grün, 2015, BOD

Detta hjälper också mitt andra mål: viktned-
gång.


Min användning av HCG har hållit min hunger-
känsla låg och min kost var utformad för att
förbättra min ämnesomsättning. Istället för en
kostfas så kombinerade jag trettio dagar av
tarmrening för att förbättra min ämnesomsätt-
ning. Detta fungerade suveränt. Under samma
månad tappade jag tolv ytterligare kilon samti-
digt som jag hade en "fräsch rensad tarm".


Det är också viktigt att vänta minst fyra mellan
huvudmåltiderna och övriga födointag.

# Så går processen till

Min tarmreningsplanering tar ungefär en må-
nad. Det finns leverantörer som erbjuder pro-
gram för två veckor eller mindre, men jag litar
inte särskilt på dessa. Saker som gått fel de
senaste åren kan inte lösas på ett hälsosamt
sätt på bara två veckor enligt min personliga
åsikt. Detta är därför jag ville ge min kropp den
tid den behövde, särskilt för att bli väck alla
parasiter och gifter.

Nedanför finner du en tabell över produkterna
som jag har använt, dvs., produkterna som
fungerade för mig. Observera noga nu att detta
inte är medicinskt råd. Det finns inget "hälso-
löfte".

**Lifeplus Aloe-Vera-Caps**

2 x 2 kapslar (en gång på morgonen och en
gång vid kvällen)

## Lifeplus Colon Formula

| 1:a veckan | 1 tesked upplöst i vatten eller juice innan måltiden |
|---|---|
| 2:a veckan | 2 teskedar... |
| I början av 3:e veckan | 3 teskedar |

## Lifeplus Paracleanse

3 x 1-4 pellets varje dag ($1^{st}$ - $16^{th}$ day)

| 1:a dagen | 3 x 1 pellets |
|---|---|
| 2:a dagen | 3 x 2 pellets |
| 3:e dagen | 3 x 3 pellets |
| 4:e t.o.m. 16:e dagen | 3 x 4 pellets |
| Därefter | Försumma |

## Lifeplus MSM Plus

3 x 1-5 pellets varje dag

| 1:a – 3:e dagen | 3 x 1 pellets |
|---|---|
| 4:e – 6:e dagen | 3 x 2 pellets |
| 7:e -12:e dagen | 3 x 3 pellets |

| 13:e – 16:e dagen | 3 x 4 pellets |
| 17:e – 30:e dagen | 3 x 5 pellets |

## Lifeplus TVM Plus

3 x 2 pellets varje dag (en gång på morgonen / en gång vid lunchtid / en gång på kvällen)

## Lifeplus Proanthenols 100

4 x 1 pellets varje dag (en gång på morgonen / en gång vid lunchtid / en gång på kvällen)

## Lifeplus PH Plus

2 x 3 pellets varje dag (en gång på morgonen / en gång vid lunchtid / en gång på kvällen)

## HCG

3 x dagligen, 1 portion enligt tillverkarens instruktioner

# Alternativ: tarmrening utan viktnedgång

En kolla till mig, Anton, frågade mig om han kunde köra tarmrening utan att tappa vikt. Han har inte viktproblem som mig. Vi har haft långa diskussioner om detta om hur han kunde gå tillväga med detta. Allt som allt så fungerade följande metod för honom:

Anton följde först stegen: "tarmrening", "bli väck parasiter och gifter", "grundläggande tillförsel" och "syre/basbalans" precis som jag gjorde. Han tog dock inte HCG vilket jag gjorde. Och under kostjusteringen så undvek han bröd och dylika brödprodukter (raffinerat vete) men han konsumerade tillräckligt med kolhydrater (t.ex. ris, potatis, frukt). På detta sätt lyckades han hålla nere sin fettkonsumtion.

Under sin tarmrening så tappade Anton bara ett kilo vilket han snabbt fick tillbaka efteråt. På så vis kunde han behålla sin önskade vikt.

Baserat på Antons erfarenheter så tror jag denna metod lämpar sig för dig om du inte har några viktproblem eller om du är nöjd med din vikt. Du behöver inte oroa dig att tappa för mycket vikt. Men som jag sa i början av boken och har sagt genom hela boken: jag är varken en dietläkare eller en vanlig läkare. Konsultera alltid en professionell utövare innan du justerar din kost.

# Här kommer nästa steg

Som jag sa tidigare så påbörjade jag min stabiliseringsfas med HCG för att förbättra min ämnesomsättning och detta gjorde precis efter min tarmrening som också inkluderade HCG. Detta lyckades jag tack vare planeringen av dietfasen med HCG kombinerat i min tarmrening som i sin tur förbättrade min ämnesomsättning efteråt.

Personligen talat så har jag börjat genomgå en tarmrening minst en gång eller helst två gånger varje år. Om jag använder HCG eller inte beror på om jag vill minska min vikt eller inte (jag har för nuvarande inga "drömmått" precis).

Konsumtion av grundläggande viktiga ämnen från Lifeplus Proanthenols och Lifeplus TVM Plus, såväl som Lifeplus Omegold[10] använde jag för att ge en grundläggande tillförsel till min

---

[10] Detta ämne togs ej upp i boken. Du hittar anteckningar om detta i mitt arbete om HCG som förbättrar ämnesomsättning.

kropp. Jag ville också hålla nere min allmänna konsumtion av bakelser och kolhydrater. Jag tror dock att det är bra om du "fuskar till det" ibland så du inte håller på att gå skogstokig.

Allt som allt så lyckades jag köpa matvaror på ett mer planerat sätt och i princip eliminera impulsköp. Om jag verkligen vill ha kött så föredrar jag magert kött som kyckling och så tillagar jag med väldigt lite fett i kontrollerad mängd.

# Avslutande kommentarer

Alla påståenden i denna bok bör endast tolkas som personliga åsikter. Det bör ej tolkas eller användas som medicinsk konsultering eller rekommendationer till åtgärder. Jag har i princip rapporterat mina egna erfarenheter och upplevelser. Jag kan inte tala för andra människor eller utlova några effekter eller något botemedel.

Alla produkter och företag nämnda i denna text är helt opartiska och mina egna personliga åsikter. Jag har inte varit i kontakt med några tillverkare eller representanter när jag skrev denna bok. jag har också försökt undvika att nämna produkter och namn så det låter som marknadsföring. Jag har helt enkelt bara försökt nämna det vanligaste namnet på den givna marknaden.

Mina påståenden är inte vetenskaplig utvärdering. Jag påstår varken explicit eller implicit att de nämnda produkterna är bättre eller sämre än produkter tillverkade av andra tillverkare.

De beskrivna viktiga ämnena hittar du från valfri Lifeplus-partner. Om du inte hittar någon eller vill ge mig återkoppling på boken, så är du välkommen att kontakta mig direkt på: hcgdarm@gmail.com

Observera att jag inte är en dietläkare, läkare eller annan professionell medicinsk utövare.

# Bibliografi


- Auer, Dr. med. W.: Übersäuerung – die stille Gefahr, 2002, Kneipp-Verlag

- Arndt, U.: Spirulina, Chlorella, AFA-Algen: Lichtvolle Power-Nahrung für Körper und Geist, 2003, H. Nietsch

- Bachmann, Dr. med. R. M.: Natürlich gesund durch Säure-Basen-Gleichgewicht. Mit Ihrem persönlichen 7-Tage-Programm zur sanften Entsäuerung, 2001, Trias, 2. Auflage

- Bankhofer, Prof. H.: Aloe Vera: Die Pflanze für Gesundheit, Vitalität und Wohlbefinden, 2013, Kneipp-Verlag, 6. Auflage

- Barcroft, A.: Aloe Vera: Nature's Silent Healer, 2003, Baam

- Beringer, Alice: Aloe Vera – Die Königin der Heilpflanzen: Natürlich gesund und schön durch den reinen Extrakt der Aloe Vera, 2007, Heyne

- Berner, H.-G.: An vollen Töpfen verhungern, 1997, Medi Verlagsgesellschaft

- Bertram, Dr. K.: Spirulina – Die Wunderalge – Anbau, Vorkommen und Zucht, sensationelle Studienergebnisse, Krankheiten vorbeugen und bekämpfen, o. J., CreateSpace

- Bisel, Ch.: Ich war ein fetter Sack: Wie ich einfach, schnell und ohne Hungergefühl über 30 Kilo abnahm – und wie Sie das womöglich auch können, Bisel Consulting, 2014

- Bisel, Ch.: Das BMI-Coach Ernährungstagebuch: Das Erfolgs-Tagebuch für Ihre Diät zum Wunschgewicht, Bisel Consulting, 2015

- Bisel, Ch.: Die BMI-Coach Stoffwechselkur: Ihr Weg zur nachhaltigen Gewichtsreduktion bis hin zu Ihrem Wunschgewicht, Bisel Consulting, 2015

- Dahlke, R.: Fasten Sie sich gesund – Das ganzheitliche Fastenprogramm, 2004, Irisana

- Dahlke, R., Ehrenberger, D.: Wege der Reinigung – Entgiften, entschlacken, loslassen, 2002, Heyne, 2. Auflage

- Delbé, J. B.: Gesund werden – gesund bleiben: Aloe-Vera-Leitfaden Gesund bleiben, 2004, M+M Verlag

- Enders, J.: Darm mit Charme, 2014, Ullstein

- Finnegan, John &, Schmid, Rainer: Aloe Vera – das Geschenk der Natur an uns alle, 2014, Ernährung & Gesundheit, 35. Auflage

- Frauwallner, A.: Was tun, wenn der Darm streikt? – Probioti-ka sinnvoll einsetzen, 2012, Kneipp-Verlag

- Gill, T.: Lieber schlank als sauer – Gesund ins Gleichgewicht mit der Säure-Basen-Diät, 2012, CreateSpace

- Gray, R.: Das Darmheilungsbuch – Gesundheit durch Kolon-Sanierung, 2011, Trias

- Grillparzer, M.: Simple Detox: Das 7-Tage-Entgiftungsprogramm, 2013, Gräfe und Unzer, 5. Auflage

- Jester, F.: Arginin. Der natürliche Kraftstoff für Blut, Kreis-lauf und Gesundheit, 2010, Verlag Marina Jester

- Jester, F.: Chlorophyll. Das grüne Blut, Verlag Marina Jester, 2014

- Kraske, Dr. med. E.-M.: Säure-Basen-Balance, 2008, Gräfe und Unzer, 5. Auflage

- Liebke, Dr. F.: Doktor Chlorella! Die Alge fürs Leben. Kom-pendium zur Mikroalge Chlorella, Remerc & Lheiw ver-lagskontor, 2007

- Loede, P: Schlank mit Weizengras: Die Gruene-Smoothie-Weizengras-Kur, CreateSpace, 2014

- Lohmann, M.: Der Basen-Doktor. Basische Ernährung: ge-zielte Hilfe bei den häufigsten Beschwerden, 2013, Trias, 2. vollst. überarb. Auflage

- Meyer, Marianne E.: Sonnenkraft mit dem blau-grünen Licht-träger Spirulina, 2002, Windpferd, 2. Auflage

- Mutter, Dr. J.: Grün essen!: Die Gesundheitsrevolution auf Ihrem Teller, 2013, VAK, 3. Auflage

- Opitz, Ch.: Befreite Ernährung, 2013, H. Nietsch, 5. Auflage

- Oppermann, J.: Aloe Vera – Was die Pflanze wirklich kann, 2004, Lebensbaum

- Peuser, M.: Kapillaren bestimmen unser Schicksal: Aloe – Kaiserin der Heilpflanzen, Quelle für Vitalität und Gesundheit, 2010, St. Hubertus

- Rahn-Huber, U.: Spirulina & Chlorella: Gesund und fit mit Mikroalgen, 2015, Riwei

- Rahn-Huber, Ulla: Natürlich heilen und pflegen mit Aloe Vera, 2015, Riwei

- Schneider, G. W.: Biotop Mensch – Liebe Deine Darmbakterien, 2014, Biotop Mensch, 7. Auflage

- Simons, C. P.: Aloe Vera - 6'000 Jahre Medizingeschichte können sich nicht irren, 2015, BOD

- Simons, C. P.: Chlorophyll – Gesundheit ist grün, 2015, BOD

- Simons, C. P.: Grüner Kaffee – Garantie zum Abnehmen, 2015, BOD

- Simonson, B.: Gerstengrassaft: Verjüngungselixier und naturgesunder Power-Drink. Wildpferd, 15. Auflage, 2012

- Simonson, B.: Die Heilkraft der Afa-Alge – Vitalität für Körper und Geist, 2000, Goldmann

- Skinner, R.: Aloe Vera: The Medicine Plant, 2005, Mill Enterprises

- Skousen, M. B.: Aloe Vera Handbook: The Acient Egyptian Medicine Plant, 2005, Book Publishing Company

- Thust, Th. M., Schlett, Dr. med. S.: Entgiften & entschlacken,

- 2006, Gräfe und Unzer

- Treutwein, N.: Übersäuerung – krank ohne Grund?, 2005, Weltbild

- Ulmer, G. A.: Gesundheitswunder Chlorophyll: Gespeicherte, gesundheitsspendende Sonnen- und Heilkraft, Ulmer, 1997

- Vollmer, J. B.: Gesunder Darm, gesundes Leben, 2010, Knaur

- Wacker, S., Wacker, Dr. med. A.: 300 Fragen zur Säure-Basen-Balance, 2013, Gräfe und Unzer, 2. Auflage

- Wagner, W.: The Chlorophyll Supplement: Alternative Medicine for a Healthy Body, 2013, Health Collection

- Wolfe, D.: Superfoods – die Medizin der Zukunft: Wie wir die machtvollsten Heiler unter den Nahrungsmitteln optimal nutzen, Goldmann, 2015